AF610752

PUBLICATIONS DU *PROGRÈS MÉDICAL*

DISPOSITION ANATOMIQUE

DES

NERFS DE L'ORBITE

Au Niveau du Sinus Caverneux

PAR

Le Dr Ch. CARPENTIER

Chef des travaux anatomiques à la Faculté de médecine de Lille.

PARIS

AUX BUREAUX DU
PROGRÈS MÉDICAL
14, rue des Carmes, 14

E. LECROSNIER & BABÉ
ÉDITEURS
Place de l'École-de-Médecine

1889

DISPOSITION ANATOMIQUE

DES

NERFS DE L'ORBITE

Au Niveau du Sinus Caverneux

Quatre nerfs crâniens, destinés à la cavité de l'orbite, traversent le sinus caverneux : ce sont le nerf moteur oculaire commun, le pathétique, la branche ophtalmique de Willis et le moteur oculaire externe. Quelle est la disposition relative de ces nerfs à ce niveau ?

Si nous consultons les principaux ouvrages d'anatomie nous nous trouvons immédiatement en présence de descriptions absolument différentes sur ce sujet :

TILLAUX, dans son Anatomie topographique, décrit trois nerfs renfermés dans la paroi externe du sinus caverneux et placés dans l'ordre suivant en procédant de haut en bas : 1° le nerf pathétique ; 2° la branche ophtalmique de Willis ; 3° le moteur oculaire externe. Quant au moteur oculaire externe, il se trouve au-dessous des précédents et plus en dedans, faisant saillie dans la cavité même du sinus.

QUAIN (*Elemenis of anatomy*) donne de cette région

une description bien différente. Cet auteur distingue d'abord la disposition de ces nerfs au niveau du sinus caverneux de celle qu'ils présentent au niveau de la fente sphénoïdale au moment de leur entrée dans l'orbite. Au niveau du sinus caverneux, dans la paroi externe de ce sinus, on rencontre, en procédant de haut en bas et de dedans en dehors : 1° le moteur oculaire commun ; 2° le pathétique ; 3° l'ophtalmique de Willis. Le moteur oculaire externe, séparé des autres, est en rapport avec la carotide interne, dans l'intérieur du sinus et placé en dedans de l'ophtalmique de Willis. — Au niveau de la fente sphénoïdale, la disposition relative de ces nerfs change par suite de la division du moteur oculaire commun en deux branches et de l'ophtalmique de Willis en trois. Sur un même niveau et dans un étage supérieur se placent le pathétique, la branche frontale et la lacrymale de l'ophtalmique, qui pénètrent dans l'orbite en passant au-dessus des muscles. Les autres nerfs abordent la cavité de l'orbite en passant entre les chefs du droit externe et s'étagent dans l'ordre suivant : 1° le rameau supérieur du moteur oculaire commun ; 2° la branche nasale de l'ophtalmique ; 3° le rameau inférieur du moteur oculaire commun et enfin, tout en bas, le moteur oculaire externe.

Il est à remarquer que déjà Blandin, en 1826, dans son anatomie topographique, avait donné une description de cette région absolument conforme à celle donnée par Quain.

Pour Cruveilhier (Anatomie descriptive), le moteur oculaire commun est situé en dehors de la carotide interne, au-dessus du moteur oculaire externe, en dedans du pathétique et de l'ophtalmique. Le pathétique et l'ophtalmique seraient placés sur le même plan en dehors du moteur oculaire commun.

Pour PAULET et SARRAZIN, les nerfs de l'orbite sont compris dans l'épaisseur de la paroi externe du sinus caverneux, entre les deux lames fibreuses qui forment cette paroi. Le nerf moteur oculaire commun est d'abord situé en dedans puis il passe au-dessous du pathétique et de la branche ophtalmique. Le nerf pathétique est placé en dehors du précédent et immédiatement en dedans de la branche ophtalmique à laquelle il est accolé dans la paroi externe du sinus. La branche ophtalmique est située sur le même plan que le pathétique et en dehors de ce nerf. Le moteur oculaire externe est situé au-dessous des nerfs précédents.

En présence de cette diversité des descriptions de nos classiques concernant la disposition relative de ces nerfs, nous avons entrepris quelques recherches sur ce sujet avec les conseils bienveillants de M. le Pr DEBIERRE (de Lille).

Nous avons examiné un certain nombre de sinus caverneux en disséquant leur paroi externe ; nous avons procédé sur d'autres préalablement injectés à la cire colorée, par coupe transversale et perpendiculaire ; enfin, dans une troisième catégorie de préparations, sur des sinus détachés avec leur contour osseux et décalcifiés, notre ami le Dr DUTILLEUL a pratiqué des coupes transversales, très minces, que nous avons pu examiner au microscope après coloration des divers éléments.

Nous allons considérer la disposition des nerfs de l'orbite :

1° A leur entrée dans le sinus caverneux ;

2° Dans leur trajet à travers ce sinus ;

3° Enfin à leur sortie au niveau de la fente sphénoïdale.

1° *Disposition des nerfs à l'entrée du sinus.*— A leur entrée dans le sinus les nerfs de la 3e, de la 4e et de la 6e paire sont assez éloignés les uns des autres. Le nerf moteur oculaire commun, le plus élevé de tous, arrive directement d'arrière en avant au niveau de l'apophyse clinoïde postérieure et semble perforer la dure-mère à ce niveau; mais, quand on l'examine avec attention, on voit qu'il ne perfore pas la dure-mère de part en part, mais s'insinue plutôt dans le dédoublement de cette membrane résultant de la double insertion de la tente du cervelet d'une part à l'apophyse clinoïde postérieure, et d'autre part à l'apophyse clinoïde antérieure, et c'est emprisonné ainsi dans un dédoublement de la dure-mère qu'il va opérer son parcours à travers le sinus.

Le moteur oculaire externe, à son entrée dans le sinus, se trouve situé sur le même plan vertical que le moteur oculaire commun, mais plus bas de 2 cent. 1/2 environ ; il pénètre dans le sinus caverneux en perforant la dure-mère d'avant en arrière au niveau de l'apophyse basilaire.

Le pathétique atteint le sinus près du moteur oculaire commun, un peu en dehors et en bas de ce dernier et traverse le repli de la dure-mère qui s'étend du sommet du rocher à la lame quadrilatère du sphénoïde.

Ces quatre nerfs, encore assez éloignés les uns des autres, vont se rapprocher pendant leur parcours à travers le sinus caverneux pour venir se mettre presque en contact, tout en conservant la disposition réciproque que nous venons d'indiquer.

2° *Disposition des nerfs dans l'intérieur du sinus.* — Lorsqu'on dissèque avec précaution la paroi externe du sinus caverneux, on rencontre compris dans l'épaisseur de cette paroi : 1° tout en haut, dans la voûte du sinus, le moteur oculaire commun ; 2° en dehors de ce dernier et un peu plus bas le pathétique ; d'abord assez éloigné du moteur oculaire commun dans la partie postérieure du sinus, il s'en rapproche assez pour venir s'accoler à lui dans la partie antérieure ; 3° enfin au dernier étage l'ophtalmique de Willis.

Quant au moteur oculaire externe, pour l'apercevoir il faut récliner l'ophtalmique de Willis et détruire entièrement la paroi externe ; on le découvre alors dans l'intérieur même du sinus, accolé en dedans à la carotide interne, en rapport en dehors avec l'ophtalmique. Au niveau de la partie antérieure du sinus le moteur oculaire externe reste à l'étage le plus inférieur.

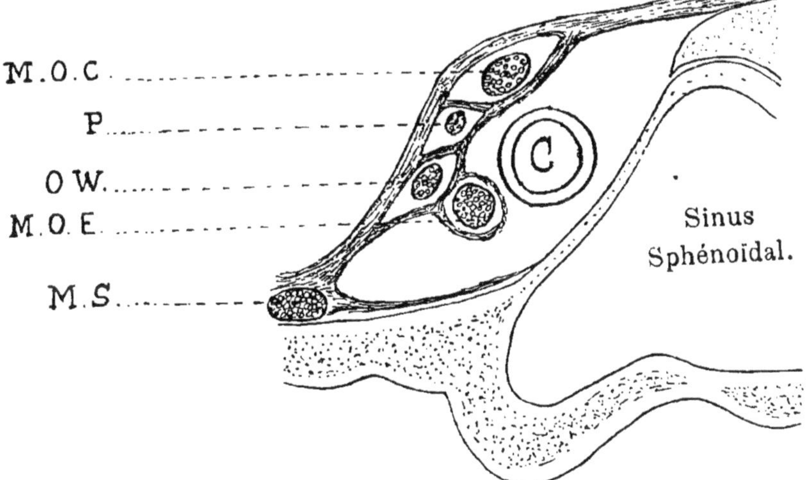

Fig. 85. — Coupe verticale et transversale du Sinus caverneux gauche. — *Légende* : M. O. C., nerf moteur oculaire commun. — P., nerf pathétique. — O. W., nerf ophtalmique de Willis — M. O. E., nerf moteur oculaire externe. — M. S., nerf maxillaire supérieur. — C., artère carotide.

Sur une coupe transversale et perpendiculaire d'un sinus caverneux injecté, nous rencontrons la disposition suivante : tout en haut dans la paroi supérieure du sinus et au-dessus de la carotide interne, nous trouvons un gros nerf enfermé dans un dédoublement de la dure-mère : c'est lè moteur oculaire commun. En dehors de ce nerf, nous en trouvons un autre, très mince, compris encore dans la paroi externe du sinus : c'est le nerf pathétique. Puis, en dehors de ce dernier et un peu plus bas, à la partie externe de la carotide, nous rencontrons l'ophtalmique de Willis qui fait fortement relief à l'intérieur du sinus ; le feuillet fibreux qui le sépare de la cavité du sinus étant beaucoup plus mince que celui qui remplit le même rôle au niveau du moteur oculaire commun. Il semblerait donc *a priori* que, dans le cas d'anévrysme artério-veineux du sinus, la compression doive s'exercer d'une façon plus immédiate sur le nerf ophtalmique que sur le moteur oculaire commun. Enfin, tout à fait en bas et en dehors, à la limite extrême du sinus, notre coupe montre un gros nerf fasciculé qui n'existe que dans la partie postérieure du sinus : c'est le nerf maxillaire supérieur.

A l'intérieur même du sinus, le nerf moteur oculaire externe se montre accolé à l'artère carotide interne et semble traverser l'intérieur même du sinus d'une façon indépendante. Nous verrons, qu'en réalité, il se rattache comme les autres nerfs à la paroi externe du sinus.

Les coupes microscopiques que nous avons faites perpendiculaires et transversales par rapport à la direction du sinus caverneux vérifient et confirment la description précédente. Ces coupes montrent bien què le moteur oculaire commun et le pathétique, presque accolés l'un à l'autre, sont parfaitement emprisonnés dans la paroi externe du sinus, tandis que l'ophtalmique de Willis a une tendance à s'en dégager et à faire saillie dans l'intérieur même du sinus, mais toujours il est séparé de la cavité du sinus par quelques faisceaux fibreux provenant de la paroi externe. Il est surtout intéressant de voir sur ces coupes que le moteur oculaire externe, accolé à la carotide interne, reste cependant en rapport avec la paroi externe fibreuse du sinus au moyen de quelques fibres détachées de cette paroi qui viennent l'entourer à la façon d'un méso. De sorte que l'on peut conclure que les quatre nerfs sont compris dans la paroi externe du sinus caverneux.

3° *Disposition des nerfs au niveau de la fente sphénoïdale.* — A la partie antérieure du sinus caverneux et au niveau de la fente sphénoïdale, la position relative de ces nerfs crâniens change par suite de la division du moteur oculaire commun en deux branches, et de celle de l'ophtalmique en trois.

A la partie antérieure du sinus, les trois nerfs enfermés dans la paroi externe du sinus s'entrecroisent au moment de pénétrer dans la fente sphénoïdale : le nerf pathétique croise le moteur oculaire commun en dehors et lui devient supérieur; de même, la division supérieure de l'ophtalmique (frontal et lacrymal réunis) croise le moteur oculaire commun et lui devient également supérieure ; la division inférieure s'accolant au flanc externe de la 3e paire. De sorte qu'au niveau de la fente sphénoïdale, ces nerfs sont ainsi disposés : sur un plan supérieur le pathétique, le frontal et le lacrymal pénétrent dans l'orbite en passant au-dessus des muscles. Les autres nerfs pénétrent dans l'orbite par l'anneau de Zinn en s'étageant de haut en bas dans l'ordre suivant : 1° la branche supérieure du moteur oculaire commun ; 2° le rameau nasal de l'ophtalmique ; 3° la branche inférieure du moteur oculaire commun ; 4° le moteur oculaire commun.

En résumé la paroi externe du sinus caverneux renferme les quatre nerfs destinés à l'orbite dans l'ordre suivant en allant de haut en bas et de dedans en dehors : le moteur oculaire commun, le pathétique et l'ophtalmique de Willis ; le moteur oculaire externe étant rejeté en dedans de l'ophtalmique et relié à la paroi externe du sinus par un méso fibreux. Cette disposition est celle décrite par beaucoup d'anatomistes ; mais elle est bien différente de la description de Tillaux. Nous croyons que ces divergences des auteurs tiennent à ce que les uns ont envisagé la disposition anatomique de ces nerfs au niveau de l'entrée du sinus caverneux tandis que d'autres les ont décrits à leur sortie. Pour posséder l'exacte vérité anatomique, nous avons montré que la description n'était pas unique, mais qu'il fallait la différencier suivant plusieurs points du sinus.

PARIS — IMP. V. GOUPY ET JOURDAN, RUE DE RENNES, 71

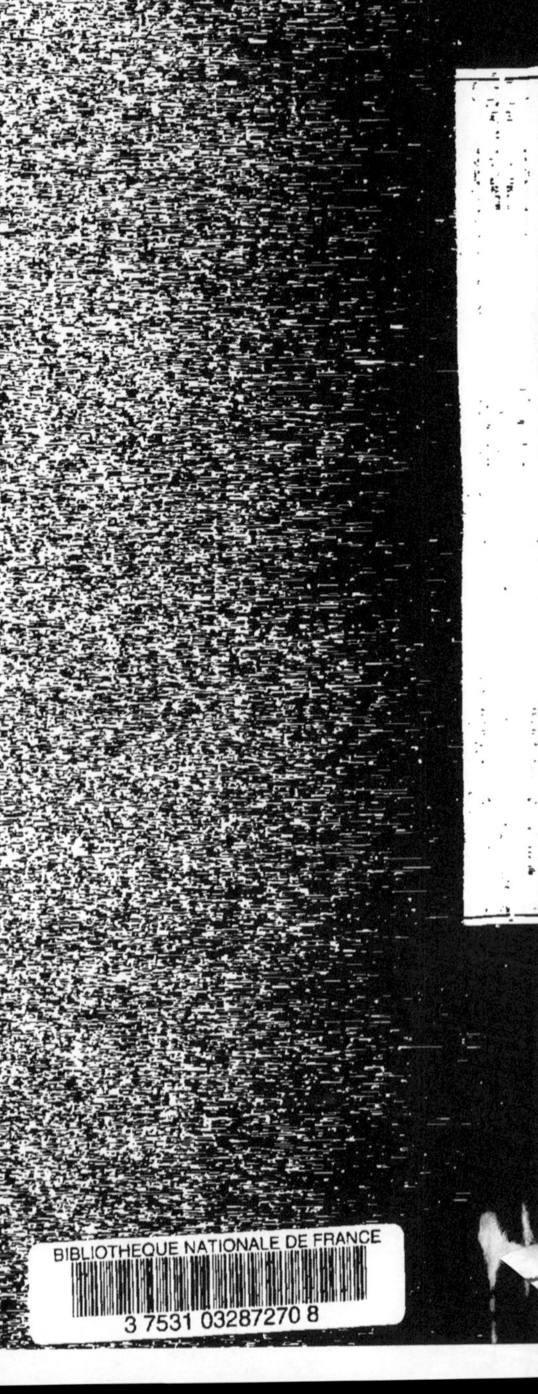

www.ingramcontent.com/pod-product-compliance
Ingram Content Group UK Ltd.
Pitfield, Milton Keynes, MK11 3LW, UK
UKHW020413250726
13967UKWH00006B/2623

9 782012 976566